Cadeira de ioga Para idosos com mais de 60 anos

Um guia ilustrado completo com instruções passo a passo para cada exercício e rotina, posturas fáceis de ioga para ajudá-lo a perder peso e ter uma vida mais saudável

TESSY WILLIAMS

RESUMO

INTRODUÇÃO À CADEIRA YOGA

Objetivo e benefícios do Chair Yoga para idosos
O que torna o yoga na cadeira diferente do yoga tradicional
Configurando espaço e equipamentos
Considerações de segurança

CAPÍTULO 1: Sequências de aquecimento

Fundamentos da cadeira yoga
Exercícios suaves de aquecimento
Posições de assento e alinhamento
Construindo força em uma cadeira

CAPÍTULO 2: Asanas sentados (posições).

Variante da posição da montanha
Inclinação para frente sentada
Torções suaves para a saúde da coluna
Alongamentos suaves do pescoço e ombros

CAPÍTULO 3: Exercícios de fortalecimento e equilíbrio do núcleo

Elevadores e extensões de pernas

Posições para fortalecer o núcleo

Exercícios para mobilidade de tornozelo e pé

Exercícios de pulso e mão

CAPÍTULO 4: Exercícios de ioga para melhorar gradualmente a flexibilidade

A importância da flexibilidade

Exercícios cardiovasculares

Rotina diária de alongamento

CAPÍTULO 5: Adaptando o yoga a condições específicas

Ioga para artrite e saúde das articulações

Ioga para controlar a dor crônica

Yoga para modificar a mobilidade limitada

Ioga para perder peso

Tonificando os braços e a parte superior do corpo

Técnicas de respiração para relaxamento

CAPÍTULO 6: Rotina de Yoga na Cadeira
Plano semanal de ioga em cadeira
Complete a rotina diária de corpo inteiro de 10 minutos
Treinos diários de 15 minutos
Treinos matinais energizantes
Rotina de exercícios noturnos na cadeira para idosos

CAPÍTULO 7
Pratique yoga na cadeira com segurança
Mantenha-se ativo dentro e fora da cadeira de ioga

DICAS PARA NUTRIÇÃO SAUDÁVEL PARA IDOSOS

Conclusão
Comemore o progresso e o bem-estar
Recursos adicionais e aprendizagem adicional

INTRODUÇÃO À CADEIRA YOGA

Melhore o seu bem-estar, uma sessão de cada vez

Mergulhe na arte do yoga na cadeira, um método único para uma prática atemporal, projetado especificamente para quem prefere o conforto do seu próprio assento em vez de se contorcer em um tapete de yoga.
Os tapetes tradicionais são muito evasivos? Os atos de equilíbrio são muito precários? A ioga na cadeira está aqui para melhorar sua jornada de bem-estar, tornando os exercícios de alongamento agradáveis enquanto você se senta com conforto real.

Descubra a beleza da cadeira yoga, uma prática com conforto integrado que oferece uma alternativa tranquila para quem ainda não está pronto para fazer posturas complicadas no tatame. Diga adeus ao medo de cair durante um trecho difícil; a sua cadeira será a sua fiel companheira, apoiando-o em cada passo do caminho.

Este tipo de ioga acessível é uma virada de jogo, ideal para indivíduos com limitações físicas, problemas de mobilidade ou para quem procura uma experiência real de condicionamento físico enquanto está sentado. Chair yoga promete maior flexibilidade, força, equilíbrio e uma serenata tranquila de relaxamento, ideal para idosos com mais de 60 anos, deficientes ou quem procura um treino tão suave quanto o murmúrio de um gatinho.

Experimente a acessibilidade ilimitada da cadeira de yoga. Quer esteja num centro de idosos, no escritório (imagine assumir uma posição durante aquela conferência interminável) ou em casa, a sua cadeira transforma-se no seu oásis pessoal de paz. Não há necessidade de um local específico para ioga; sua amada cadeira é de repente o fiel corcel do bem-estar.

O que torna a ioga na cadeira única? É uma sinfonia de movimentos delicados, belos alongamentos e cuidadosa técnica de respiração, que dá a sensação de flutuar em uma nuvem enquanto alcança uma serenidade Zen. A cadeira, sua parceira de confiança, proporciona estabilidade e equilíbrio, semelhante a uma queda de confiança, mas sem riscos ansiosos.

Portanto, se os tapetes de ioga comuns não o inspiram e você está procurando um treino que não faça você se sentir como se tivesse corrido uma maratona em pé, a ioga na cadeira é a solução revitalizante que você está procurando. Abrace a aventura, celebre seu poder e deixe que a cadeira de ioga o transporte para um mundo de bem-estar projetado especialmente para você!

Objetivo e benefícios do Chair Yoga para idosos

Bem-vindo ao mundo revolucionário do yoga na cadeira, criado especialmente para a nossa geração de ouro, onde a idade é apenas um número e a diversão está apenas começando, um reino de saúde, energia e pura diversão, onde flexibilidade, força e equilíbrio se combinam e são projetados especialmente para você.

Recupere a liberdade do seu corpo

Ioga na cadeira é o segredo para obter uma dose diária de WD-40 para as articulações e músculos. Diga adeus à rigidez ao abraçar suavemente a liberdade de movimento, eliminando o desconforto e elevando a mobilidade do seu corpo a novos patamares.

Força e equilíbrio como aliados

No domínio da cadeira yoga, força e equilíbrio tornam-se amigos constantes. Deslize nas posturas sentadas, aumentando suavemente a força e melhorando o equilíbrio. Esta é a sua arma secreta contra escorregões e tropeções inesperados, um desempenho sólido para nossos queridos idosos.

O estresse desaparece

O estresse não é páreo para a ioga na cadeira. Mergulhe em uma prática que se estende além do seu corpo, explorando as profundezas do relaxamento e da respiração profunda. Veja o seu estresse derreter como um sorvete em um dia quente de verão, transformando sua mente em um santuário de tranquilidade.

Sente-se da maneira certa para um melhor bem-estar

Não é apenas sentar, é sentar corretamente. A ioga na cadeira o ajudará a alcançar uma postura perfeita e a aumentar a consciência corporal. Deixe o desconforto para trás ao assumir posições com equilíbrio e graça, como se estivesse posando para um retrato. Seu corpo apreciará o conforto extra.

Respire profundamente e cultive a serenidade

Respire fundo e deixe-se guiar pela cadeira yoga. As práticas de respiração estão integradas nesta prática, proporcionando acesso a uma mente tranquila, ansiedade reduzida e capacidade pulmonar notável. Cada respiração na cadeira de ioga oferece uma oportunidade de cultivar a serenidade.

A sinfonia mente-corpo

Aproveite a deliciosa sinfonia da mente e do corpo se unindo. Enquanto você se senta, explore a relação significativa entre suas ideias e seu ser físico. A cadeira yoga incentiva você a permanecer presente, ouvir sua respiração e tornar-se intensamente consciente da sinfonia de sensações do seu corpo.

Adaptado às suas necessidades específicas

Chair yoga é uma sinfonia que se adapta às suas necessidades individuais. Quer você esteja apenas começando ou tenha necessidades e limitações únicas, a ioga na cadeira foi projetada especialmente para você.

Segurança como guardião vigilante

A segurança é um guardião vigilante na ioga na cadeira. Tendo a cadeira robusta como aliada, você estará protegido dos perigos das mais rigorosas sessões de ioga. É uma opção segura para qualquer pessoa com problemas de saúde

ou lesões, oferecendo um caminho relaxante e
eficaz para o bem-estar.

Aumente sua energia e vitalidade
Qual é o superpoder do Chair Yoga? Aumente
sua energia e vigor. A prática regular irá
refrescar seu corpo, facilitando as atividades
comuns. Alguns minutos de ioga na cadeira
podem ajudá-lo a reacender sua vontade de
viver.

A ioga na cadeira termina com exercícios de
relaxamento e meditação, como uma canção de
ninar relaxante. É uma descida lenta para a paz,
o melhor presente de relaxamento e alívio do
estresse.
Participe da jornada de bem-estar da cadeira de
ioga, aberta a todos. Quer você seja novo no
yoga ou tenha certas limitações físicas, o yoga
na cadeira pode ajudá-lo a se tornar uma pessoa
mais saudável e feliz. É uma prática holística de
bem-estar que oferece maior flexibilidade,
força, equilíbrio e relaxamento a quem a
procura.

Lembre-se, a idade é apenas um número e com
o yoga na cadeira o prazer é ilimitado! Sente-se

e prepare-se para uma aventura especialmente projetada para nossos animados idosos com mais de 60 anos. Seu bem-estar espera por você!

O que torna o yoga na cadeira diferente do yoga tradicional

No mundo dinâmico do yoga, a inovação traduz-se frequentemente no desenvolvimento de práticas personalizadas para requisitos específicos. Uma dessas evoluções é o Chair Yoga, uma abordagem que difere das atividades tradicionais baseadas no tapete. Nesta investigação, examinamos os elementos distintivos que diferenciam o Chair Yoga do Yoga tradicional.

Acessibilidade redefinida

Chair Yoga é um farol de inclusão, tornando a prática acessível a um público mais amplo, especialmente aqueles com problemas de mobilidade ou habilidades físicas limitadas. Usar uma cadeira como suporte simplifica posturas complexas, permitindo que pessoas de vários níveis de condicionamento físico se beneficiem da ioga.

Suave nas articulações, poderoso no impacto

A ioga tradicional às vezes inclui posturas de sustentação de peso que podem causar tensão nas articulações, especialmente para adultos

mais velhos ou pessoas com limitações físicas.
A ioga na cadeira, por outro lado, reduz o
impacto nas articulações, mantendo a eficácia
do exercício. Esta técnica mais suave permite
que os indivíduos colham todos os benefícios
do yoga, ao mesmo tempo que minimiza o
estresse em áreas sensíveis.

Integração perfeita na vida diária
A beleza da cadeira yoga é que ela se integra
perfeitamente às atividades cotidianas. Esteja
você no trabalho, assistindo TV ou tomando
uma xícara de chá, a cadeira pode ser o seu
estúdio de ioga. Esta praticidade reduz as
barreiras à prática persistente, encorajando as
pessoas a integrarem perfeitamente os
movimentos conscientes nas suas vidas diárias.

Suporte e estabilidade
A cadeira torna-se uma aliada confiável no yoga
na cadeira, oferecendo uma base sólida para
pessoas com dificuldade de equilíbrio. Este
apoio adicional promove uma sensação de
segurança, permitindo que os participantes se
concentrem na substância da prática sem se
preocuparem com potenciais quedas ou

instabilidade. É ioga com uma rede de segurança integrada.

Adaptado para diferentes habilidades
Chair Yoga enfatiza a versatilidade, oferecendo adaptações para acomodar uma ampla gama de habilidades. Quer você seja um iogue experiente em busca de uma nova profundidade em sua prática ou um iniciante explorando o mundo do yoga, o Chair Yoga acolhe todos os níveis de habilidade, oferecendo um ambiente inclusivo que celebra o progresso individual.

A respiração consciente ocupa o centro do palco
Enquanto a ioga tradicional se concentra fortemente no controle da respiração, a ioga na cadeira leva esse componente a novos níveis. A prática combina respiração cuidadosa com movimentos moderados, que fortalecem a conexão mente-corpo. Os participantes podem experimentar os benefícios terapêuticos da respiração controlada sem as exigências físicas de posições mais extenuantes.

Redução de estresse sem esforço

Chair Yoga é uma técnica para reduzir o estresse sem o esforço que acompanha exercícios físicos intensos. O tom calmante da prática estimula o relaxamento, sendo uma excelente alternativa para quem busca os benefícios gerais do yoga, como melhora da saúde mental e redução dos níveis de estresse.

Chair Yoga exemplifica a progressão do yoga, enfatizando a inclusão, adaptabilidade e praticidade. Afastando-se das regras tradicionais, o Chair Yoga permite que um amplo espectro de pessoas experimente o poder transformador do yoga, reafirmando a ideia de que a essência desta prática milenar pode ser desfrutada por qualquer pessoa, independentemente das limitações físicas ou do nível de experiência.
Prepare o espaço e os equipamentos.

Configurando espaço e equipamentos

Criar um ambiente convidativo e confortável é
o primeiro passo para uma prática bem-sucedida
de Chair Yoga. Transforme o seu entorno em
um refúgio onde a paz e a consciência
coexistem. Aqui está um guia detalhado sobre
como montar sua área e escolher o equipamento
correto para uma excelente prática de Chair
Yoga.

Escolhendo a cadeira perfeita

Comece selecionando uma cadeira resistente e
confortável. Escolha um sem rodas para garantir
estabilidade durante a prática. A cadeira ideal
permite que os pés repousem completamente no
chão, garantindo uma postura confortável e
firme. Deixe sua cadeira servir como um
símbolo de apoio ao iniciar sua jornada de ioga.

Limpe o caminho para a paz

Organize seu espaço para criar uma atmosfera
pacífica. Remova quaisquer obstáculos e
distrações, permitindo que a energia positiva
flua livremente. Considere introduzir
iluminação suave, cores suaves ou itens
pessoais que tragam alegria ao seu quarto para

criar uma sensação de tranquilidade e atenção plena.

Posicionamento consciente do tapete

A ioga na cadeira não requer um tapete de ioga típico, mas colocar um tapete antiderrapante sob a cadeira oferece uma camada extra de suporte. Isso mantém a cadeira no lugar, permitindo que você se concentre em sua prática sem se preocupar em escorregar ou escorregar enquanto se move.

Acessórios para conforto adicional

Aumente o seu conforto com acessórios extras. Para oferecer suporte e acolchoamento extra, coloque travesseiros ou cobertores dobrados no assento ou nas costas da cadeira. Este toque único faz da sua área de yoga um refúgio de conforto, envolvendo você enquanto você mergulha na prática.

Iluminação e atmosfera

Preste muita atenção à iluminação, pois ela é essencial para criar um ambiente relaxante. A luz natural é preferível, mas se isso não for possível, escolha uma iluminação artificial suave e quente. Considere o uso de velas perfumadas ou óleos essenciais para despertar os sentidos e melhorar a atmosfera geral da sua sala de ioga.

Zona livre de tecnologia

Faça do seu estúdio de ioga uma zona livre de tecnologia. Desligue seus telefones, iPads e outros dispositivos eletrônicos para reduzir distrações. Abrace a oportunidade de se desligar do mundo digital e participar verdadeiramente do momento presente, resultando em maior conexão com sua prática.

Espaço para se mover

Organize os móveis para deixar bastante espaço ao redor da cadeira. Isso permite que você mova braços e pernas livremente, sem quaisquer restrições. A abertura da sala permite transições suaves entre as posturas, o que melhora o fluxo da sessão de Chair Yoga.

Toques personalizados de inspiração

Infunda sua área com toques pessoais que entusiasmam e motivam. Isto pode incorporar mensagens motivadoras, fotografias de entes queridos ou símbolos com significado especial. Esses aspectos servem como lembretes de sua

jornada e adicionam um nível extra de incentivo
às suas sessões de Chair Yoga.

Ao dedicar tempo e atenção à preparação da sua
sala e à escolha do equipamento apropriado,
você estabelece as bases para uma prática
gratificante de Chair Yoga. Deixe este lugar
refletir sua dedicação ao autocuidado e ao
bem-estar, um santuário onde você pode
refrescar sua mente, corpo e alma a cada
respiração e movimento.

CONSIDERAÇÕES DE SEGURANÇA

Aquecimento e resfriamento consciente
Inclua atividades simples de aquecimento e relaxamento em seu regime de Chair Yoga para priorizar a saúde de seus músculos e articulações. Esta atividade ajuda seu corpo a se preparar para a ação, ao mesmo tempo que reduz a possibilidade de distensões e lesões. Comece cada sessão com movimentos lentos e deliberados e termine com alongamentos relaxantes.

Estabilidade e posição da cadeira
Coloque a cadeira sobre uma superfície sólida, livre de obstruções que possam causar tropeços ou instabilidade. Verifique se a cadeira está em bom estado, sem peças soltas. Coloque a cadeira sobre uma superfície antiderrapante, como um tapete de ioga, para evitar movimentos indesejados durante a prática.

Adaptação da postura às habilidades pessoais
Abrace a filosofia da cadeira yoga adaptando as posições às suas habilidades específicas. Evite ultrapassar seus limites confortáveis e preste

muita atenção aos avisos do seu corpo. Se uma posição o incomoda ou lhe causa desconforto, modifique-a ou evite-a completamente. Chair yoga visa desenvolver a autoconsciência e celebrar sua experiência individual.

Consciência do ambiente envolvente

Pratique ioga na cadeira em uma área bem iluminada e ventilada. Mantenha-se atento ao que está ao seu redor para evitar colisões inadvertidas com móveis ou outros objetos. Certifique-se de que a área de prática esteja livre de perigos, resultando em um refúgio seguro para sua jornada de ioga.

Respeite os limites físicos

Cada pessoa é única e é essencial reconhecer suas limitações físicas. Se você tem problemas nas articulações, lesões ou doenças crônicas, fique na sua zona de conforto. Chair yoga permite adaptações, mantendo a prática acessível e segura para pessoas de todos os níveis.

Hidratação e conforto

Mantenha-se hidratado durante a sessão de Chair Yoga. Mantenha uma garrafa de água à

mão e beba quando necessário. Use roupas
confortáveis e respiráveis para evitar
superaquecimento e use acessórios como
travesseiros ou cobertores para adicionar
conforto e apoio durante as posturas.

Consciência da respiração
Durante o Chair Yoga, concentre-se na
respiração. Para aumentar o relaxamento e a
consciência, evite prender a respiração e, em
vez disso, pratique uma respiração controlada e
rítmica. A consciência da respiração não só
melhora a eficácia do exercício, mas também
cria uma conexão mais forte com o seu corpo.

Calçado seguro
Se preferir usar calçados durante a prática,
certifique-se de que sejam resistentes e
ofereçam suporte adequado. Evite sapatos com
sola lisa que possam afetar o equilíbrio.
Considere treinar descalço para melhorar sua
conexão com o solo e sua estabilidade.

Capítulo Um

FUNDAMENTOS DA CADEIRA YOGA

Postura sentada

Sente-se confortavelmente em uma cadeira
estável, com os pés apoiados no chão.
Mantenha a coluna reta e os ombros relaxados.
Coloque as mãos nas coxas ou joelhos, com as
palmas voltadas para baixo ou para cima,
dependendo da sua preferência.

Respiração pensativa

Pratique respiração profunda e cuidadosa para
relaxar.
Inspire pelo nariz, expanda o diafragma e expire
pela boca.
Integre respiração e movimento para promover
a conexão mente-corpo.

Aquecimento suave

Comece com atividades suaves de aquecimento
para se preparar para o movimento.
Aumente sua flexibilidade fazendo
alongamentos do pescoço, rotações dos ombros
e torções sentadas.

Exercícios de mobilidade articular
Faça exercícios para promover amplitude total de movimento.
Inclua exercícios de pulso, tornozelo e quadril para melhorar a flexibilidade das articulações.

Saudações ao sol
Personalize a sequência clássica da Saudação ao Sol para o treino de sábado.
Execute exercícios como alongamentos para cima, flexões para frente e torções moderadas.

Estabilidade e equilíbrio
Use posturas para melhorar a estabilidade e o equilíbrio.
Fortaleça a parte inferior do corpo realizando elevações das pernas sentadas, batidas nos calcanhares e elevações dos dedos dos pés.

Fortalecendo posturas
Use posições de fortalecimento que atinjam diferentes áreas musculares.
Os exemplos incluem agachamentos sentados, posturas de guerreiro sentado e rosca bíceps com peso mínimo.

Estratégias de relaxamento

Conclua a sessão com estratégias de relaxamento para melhorar a saúde mental. Imagens guiadas, respiração consciente ou uma breve meditação podem ser úteis.

Consciência mente/corpo

Mantenha a consciência da conexão mente-corpo durante toda a atividade. Preste muita atenção às sensações que você experimenta com cada ação e ao impacto no seu corpo.

Modificações na cadeira

Use acessórios ou adapte poses com base nas habilidades individuais. Para garantir a segurança, certifique-se de que a cadeira seja sólida e colocada sobre uma superfície antiderrapante.

A consistência é essencial para alcançar os benefícios da cadeira yoga. Agende sessões frequentes para aumentar a flexibilidade, a força e o bem-estar geral. Preste atenção ao passar de uma posição para outra. Mova-se lenta e decididamente para

evitar movimentos bruscos que possam causar
desconforto.

Exercícios suaves de aquecimento

Comece sua prática de yoga na cadeira com atividades simples de aquecimento projetadas especificamente para idosos, para aumentar a energia e o otimismo. Esses movimentos práticos e agradáveis são projetados para energizar o corpo e a mente, estabelecendo as bases para uma prática de ioga na cadeira gratificante e revitalizante.

Rolos de pescoço

Comece sentando-se confortavelmente na cadeira, mantendo a coluna reta. Inspire e expire abaixando o queixo até o peito, virando suavemente a cabeça para um lado e repetindo o movimento circular, baixando a cabeça e virando-a para o lado oposto.
Duração: 30 segundos

Encolher os ombros

Inspire profundamente e levante os ombros até as orelhas. Mantenha a posição por um momento e expire ao abaixá-los. Repita por 1 minuto, concentrando-se no alongamento para

cima na inspiração e no relaxamento na
expiração.

Círculo de braço
Estenda os braços para os lados, na altura dos
ombros. Faça pequenos círculos com as palmas
das mãos e aumente gradativamente seu
tamanho. Após 30 segundos, inverta a direção
dos círculos.

Alongamento gato-vaca sentado
Sente-se na frente da cadeira, com os pés
apoiados no chão. Inspire, arqueie as costas e
levante o peito para a frente (postura de vaca).
Expire, gire a coluna e aproxime o umbigo da
coluna (postura do gato). Repita esta ação fluida
por 1 minuto, harmonizando respiração e
movimento.

Inclinação para frente sentada
Sente-se na borda frontal da cadeira, com os pés
afastados na largura do quadril. Inspire, alongue
a coluna, depois expire, dobre os quadris e
estenda as mãos em direção aos pés.
Duração: 30 segundos

Tornozelo rolando

Levante um pé do chão e gire o tornozelo no
sentido horário e anti-horário. Repita com o
outro pé.
Duração: 1 minuto

Joelho sentado levanta
Sente-se ereto, com os pés apoiados no chão.
Inspire, levante um joelho até o peito e expire
ao abaixá-lo novamente. Repita no outro joelho.
Duração: 1 minuto

Torção espinhal sentada
Sente-se com as costas retas e os pés apoiados
no chão. Inspire, alongue a coluna e expire
enquanto gira o tronco para um lado, colocando
a mão oposta na parte externa da coxa.
Mantenha a posição por 20 a 30 segundos e
depois mude para o lado oposto.

Alongamento de pulso e dedos
Estenda os braços à sua frente, com as palmas
voltadas para baixo. Flexione os pulsos para
cima e para baixo e gire-os no sentido horário e
anti-horário. Estenda os dedos de forma
independente antes de fechar o punho.
Duração: 2 minutos

Alongamento lateral sentado

Sente-se com os dois pés firmemente plantados no chão. Inspire e levante um braço acima da cabeça enquanto se inclina suavemente para o outro lado. Mantenha a posição por 20 a 30 segundos, sentindo um alongamento na lateral do tronco. Repita no lado oposto.

Elevações de pernas sentadas

Sente-se na borda frontal da cadeira, segurando nas laterais para se apoiar. Inspire, levante uma perna reta e expire ao baixá-la. Repita para a perna oposta.
Duração: 2 minutos

Abertura do peito enquanto está sentado

Sente-se ereto, com as mãos cruzadas atrás das costas. Inspire, levante o peito e empurre levemente as omoplatas. Mantenha a posição por 20 a 30 segundos, sentindo o alongamento no peito e nos ombros.

Círculo de quadril sentado

Sente-se confortavelmente, com os pés apoiados no chão. Inspire e expire enquanto gira lentamente os quadris em movimentos circulares. Após 30 segundos, mude de direção.

Sessão de março

Sente-se com as costas retas e levante um joelho até o peito, depois abaixe-o enquanto levanta o outro.
Duração: 2 minutos

Balanços laterais das pernas enquanto está sentado

Sente-se com as pernas estendidas. Inspire ao balançar uma perna para fora e expire ao trazê-la de volta ao centro. Repita no lado oposto.
Duração: 2 minutos

Saudação ao Sol Sentada

Inspire, mantendo as mãos juntas em oração e levante os braços para cima. Expire e abaixe as mãos até o coração.
Duração: 2 minutos

POSIÇÕES DE ASSENTO E ALINHAMENTO

Postura da montanha (Tadasana)

Alinhe os pés na largura do quadril.
Contraia o núcleo, alongue a coluna e estenda os braços para os lados com as palmas voltadas para a frente.
Duração: 30 segundos.

Alongamento gato-vaca na cadeira

Sente-se na beirada da cadeira, com as mãos nos joelhos, arqueie as costas (postura da vaca) e depois curve a coluna (postura do gato).
Flua pela cadeira Gato-Vaca
Duração: 1 minuto.

Inclinação para frente sentada

Sente-se na frente da cadeira com os pés apoiados no chão. Inspire, alongue a coluna e expire, dobrando os quadris e alcançando os dedos dos pés.
Mantenha a posição sentada inclinada para a frente por 20 a 30 segundos.

Postura do Guerreiro I (Virabhadrasana I)

Sente-se com um pé à frente e um joelho em
ângulo reto. Estenda a perna oposta para trás, os
braços acima da cabeça, e estique os quadris
para a frente.
Duração: 45 segundos.

Posição do pombo na cadeira
Sente-se com um tornozelo cruzado sobre o
joelho oposto, inclinando-se para a frente e
mantendo a coluna reta.
Execute esta posição por 30 segundos de cada
lado.

Torção Sentado (Ardha Matsyendrasana)
Sente-se ereto com as mãos nos joelhos opostos
e gire lentamente. Mantenha a posição por 20 a
30 segundos antes de trocar de lado.

**Postura do Guerreiro da Cadeira II
(Virabhadrasana II)**
Sente-se com um joelho dobrado a 90 graus e os
braços estendidos para os lados.
Duração: 30 segundos

Postura da árvore sentada (Vrksasana)

Sente-se com as costas retas, um pé na parte interna da coxa ou panturrilha e as mãos em oração.
Duração: 30 segundos por lado

Posição de águia sentada
Cruze uma coxa sobre a outra e entrelace os braços, se possível com as palmas juntas. Levante ligeiramente os cotovelos.
Duração: 30 segundos de cada lado.

Gomukhasana (postura de rosto de vaca sentada)
Coloque um joelho em cima do outro, certificando-se de que estejam o mais alinhados possível. Coloque um braço acima da cabeça, dobrando o cotovelo, e coloque a outra mão atrás das costas, tentando agarrar os dedos.
Duração: 30 segundos de cada lado.

Postura de guirlanda sentada (Malasana)
Sente-se em uma cadeira com os pés afastados e os dedos apontando para fora. Incline-se para a frente com o peito entre os joelhos e coloque as mãos em posição de oração.
Duração: 45 segundos

Prancha lateral sentada

Sente-se na beirada da cadeira, coloque uma das mãos no assento e levante os quadris em direção ao teto. Estenda o braço oposto acima da cabeça.

Duração: 30 segundos

Postura do barco-cadeira (Navasana)

Sente-se na beirada da cadeira, incline-se ligeiramente para trás e levante as pernas em um ângulo de 45 graus. Estenda os braços para frente.

Duração: 30 segundos

Postura de borboleta sentada (Baddha Konasana)

Sente-se com as costas retas, os pés juntos e os joelhos pressionados suavemente em direção ao chão.

Duração: 1 minuto

Capítulo dois

Asanas sentados (posições).

Inclinação para frente sentada
Posicione-se na beirada da cadeira, com os pés apoiados no chão e a coluna reta.
Inspire profundamente e alongue a coluna em direção ao teto.
Expire lentamente, dobre os quadris e incline-se para a frente em um movimento controlado.
Estenda os braços para a frente até chegar aos dedos dos pés ou até onde se sentir confortável.
Duração: Repita 1-2 vezes, mantendo cada alongamento por 20-30 segundos

Torção Sentado (Ardha Matsyendrasana)
Sente-se na cadeira mantendo a coluna reta.
Coloque uma mão no joelho oposto e a outra nas costas da cadeira.
Inspire, alongue a coluna, depois expire e role suavemente o tronco para trás, olhando por cima do ombro.
Duração: mantenha a posição por 20-30 segundos de cada lado.

Torção da coluna vertebral com alongamento do braço Sente-se na beirada da cadeira com os pés apoiados no chão.

Inspire, levante um braço e expire ao virar para o lado oposto.

Estenda o braço levantado atrás de você e gire a cabeça para olhar por cima do ombro.

Duração: Mantenha a posição por 20 segundos de cada lado.

Torção gato-vaca sentada

Sente-se para frente na cadeira, com as mãos nos joelhos.

Inspire, arqueie as costas (postura da vaca), depois expire, curvando a coluna (postura do gato).

Gire suavemente cada lado para aumentar o alongamento.

Duração: Role por 1 minuto.

Águia sentada em torção

Cruze uma perna sobre a outra, envolvendo o pé na panturrilha, se desejar.

Inspire, levante os braços e expire cruzando um cotovelo sobre o outro e juntando as palmas das mãos.

Duração: mantenha a posição por 20-30
segundos e depois mude de lado.

**Posição do Senhor de Peixes na cadeira
intermediária**
Sente-se com as pernas esticadas, dobre um
joelho e coloque o pé na parte externa do joelho
oposto.
Inspire, alongue a coluna e expire enquanto gira
em direção ao joelho dobrado.
Duração: mantenha a posição por 20-30
segundos de cada lado.

ALONGAMENTOS DELICADOS PARA PESCOÇO E OMBRO

Inclinações do pescoço

Sente-se confortavelmente com as costas retas.
Incline lentamente a cabeça para o lado,
aproximando a orelha do ombro.
Mantenha a posição por 15 segundos, sentindo
um leve alongamento nas laterais do pescoço.
Duração: Repita no lado oposto. Procure fazer 2
séries de cada lado.

Rotação do pescoço

Sente-se ereto e incline lentamente a cabeça
para o lado, aproximando o queixo do ombro.
Mantenha a posição por 15 segundos, sentindo
um leve alongamento no pescoço.
Duração: Repita no lado oposto. Procure fazer
dois conjuntos de cada lado.

Rolos de ombro

Sente-se com os ombros relaxados.
Inspire, levante os ombros até as orelhas, depois
expire e mova-os para frente e para trás em
movimentos circulares.

Duração: Execute por 30 segundos antes de avançar para cambalhotas por mais 30 segundos.

Alongamento de ombro sentado
Sente-se com as costas retas e estenda o braço direito na frente do peito.
Usando a mão esquerda, empurre suavemente o braço direito em sua direção.
Duração: mantenha a posição por 20-30 segundos de cada lado.

Retração e extensão do pescoço
Sente-se confortavelmente e leve o queixo ao peito (retração do pescoço).
Incline lentamente a cabeça para trás, olhando para o teto (extensão do pescoço).
Duração: 1 minuto

Alongamento lateral do pescoço sentado
Sente-se com as costas retas e os ombros relaxados.
Inspire para alongar o pescoço e expire enquanto inclina suavemente a cabeça para o lado.
Duração: mantenha a posição por 15-20 segundos de cada lado.

Rotação do pescoço sentado com resistência
Sente-se com as costas retas, entrelace os dedos
e coloque as mãos atrás da cabeça.
Segure suavemente com as mãos enquanto vira
a cabeça para o lado.
Duração: manter a posição por 15 segundos em
ambos os lados.

**Compressão da escápula enquanto está
sentado**
Sente-se confortavelmente e junte as omoplatas.
Mantenha a posição por um momento.
Solte e repita o movimento, concentrando-se em
envolver os músculos entre as omoplatas.
Duração: 1 minuto

Alongamento de ombros cruzados sentado
Sente-se com as costas retas, levante o braço
direito e coloque-o na frente do peito.
Usando a mão esquerda, empurre suavemente o
braço direito em sua direção.
Duração: 20-30 segundos de cada lado.

Encolhe os ombros com círculos no pescoço
Inspire e levante os ombros em direção às
orelhas.

Expire, role os ombros para trás e para baixo e
faça um movimento circular suave com o
pescoço de cada lado.
Duração: 1 minuto

Capítulo três

Fortalecimento e equilíbrio do núcleo

Elevações de pernas sentadas
Sente-se com as costas retas e os pés apoiados no chão.
Inspire e levante uma perna esticada à sua frente.
Duração: Mantenha a posição por 10-15 segundos e depois abaixe. Repita com a perna oposta.

Extensões de joelho sentado
Sente-se com as costas retas, estenda uma perna e mantenha a posição por um momento.
Flexione o pé, aponte-o e abaixe a perna novamente.
Duração: Repita cada perna por 30 segundos

Chute de bicicleta sentado
Sente-se confortavelmente, incline-se ligeiramente para trás e levante as pernas do chão.

Execute o movimento da bicicleta trazendo um joelho até o peito e estendendo a outra perna.
Duração: 1 minuto.

Sentado com os dedos tocando
Sente-se com as costas retas e os pés apoiados no chão.
Levante um pé e bata os dedos no chão à sua frente.
Duração: Toque por 15 segundos e depois troque de perna.

Extensão de perna cruzada sentada
Cruze uma perna sobre a outra, passando-a na altura dos tornozelos.
Mantenha a perna reta por um tempo antes de mudar de lado.
Duração: mantenha a posição por 20-30 segundos de cada lado.

Elevação do calcanhar sentado
Sente-se com os pés apoiados no chão.
Levante os calcanhares do chão o mais alto que puder, sem se sentir desconfortável.
Duração: 30 segundos.

Círculos de tornozelo sentado

Sente-se com as costas retas, estenda uma perna e gire lentamente o tornozelo em movimentos circulares.

Mude de direção após algumas voltas.

Duração: execute 15 segundos por perna.

Torção de perna cruzada sentada

Cruze uma perna sobre a outra na altura do joelho.

Inspire e mova lentamente o tronco em direção à perna cruzada.

Duração: mantenha a posição por 20-30 segundos de cada lado.

Elevação lateral da perna sentada

Sente-se com as costas retas e coloque as mãos nas bordas da cadeira para se apoiar.

Levante uma perna para o lado e mantenha-a reta.

Duração: Segure por 10 segundos e depois abaixe. Repita com a perna oposta.

Conchas sentadas

Sente-se com os joelhos dobrados e os pés apoiados no chão.

Estenda os joelhos para os lados, ativando os músculos da parte externa da coxa.

Duração: 30 segundos.

POSIÇÕES PARA FORTALECIMENTO DO NÚCLEO

Sentado flexiona os joelhos

Sente-se com as costas retas, contraia os músculos centrais e levante os joelhos até o peito.

Duração: Mantenha a posição por 15 segundos e depois estique as pernas. Repita por 1 minuto.

Torções russas sentadas

Sente-se confortavelmente, incline-se ligeiramente para trás e levante os pés do chão. Gire o tronco de um lado para o outro enquanto toca o chão próximo a você com as mãos.

Duração: 1 minuto.

Elevações de pernas sentadas

Sente-se com as costas retas e as pernas estendidas.

Levante uma perna de cada vez, usando os músculos abdominais inferiores.

Levantamento alternado de pernas por 30 segundos.

Posição do barco sentado

Sente-se com as costas retas, incline-se
ligeiramente para trás e levante as pernas
formando um V.
Estenda os braços para a frente e paralelos ao
chão.
Duração: 20-30 segundos.

Trituração de bicicleta sentada
Sente-se com as mãos atrás da cabeça e os
joelhos dobrados.
Com um movimento de torção, levante um
joelho até o peito e traga o cotovelo oposto em
direção a ele.
Duração: 1 minuto.

Prancha lateral sentada
Sente-se na beirada da cadeira, coloque uma das
mãos no assento e levante os quadris em direção
ao teto.
Estenda o braço oposto acima da cabeça,
traçando uma linha reta dos dedos das mãos aos
pés.
Duração: Mantenha a posição por 20 segundos
de cada lado.

Escaladores sentados

Sente-se ereto, incline-se ligeiramente para trás
e levante as pernas até o peito, movendo-se
alternadamente.
Duração: 1 minuto.

Abdominais invertidos sentados
Sente-se com as mãos nas laterais da cadeira,
recoste-se e puxe as pernas em direção ao peito.
Duração: 30 segundos.

Flexões laterais sentadas
Para realizar uma flexão lateral, sente-se com as
costas retas, mantenha uma das mãos na cabeça
e leve o cotovelo até o joelho oposto.
Duração: realize 15 repetições de cada lado.

Prancha sentada com elevação de perna
Sente-se na beirada da cadeira, com as mãos no
assento e as pernas esticadas.
Levante uma perna de cada vez, ativando o
núcleo e os glúteos.
Duração: Execute 30 segundos de elevações
alternadas das pernas.

EXERCÍCIOS PARA MOBILIDADE DO TORNOZELO E PÉ

Círculos de tornozelo sentado

Sente-se com as costas retas e os pés apoiados no chão.

Levante um pé e gire lentamente o tornozelo em movimentos circulares.

Duração: Execute 15 segundos em cada direção com cada pé.

Sentado com os dedos tocando

Sente-se confortavelmente, com os pés bem apoiados.

Levante um pé e toque o chão à sua frente com os dedos dos pés.

Duração: Bata por 15 segundos com cada pé.

Flexão sentada e ponta dos pés

Sente-se com as pernas estendidas e os pés flexionados.

Aponte os dedos dos pés e depois flexione os pés, alternando entre as duas posições.

Duração: 30 segundos.

Elevação do calcanhar sentado

Sente-se com os pés apoiados no chão.

Levante os calcanhares do chão o mais alto que
puder, sem se sentir desconfortável.
Duração: 30 segundos.

Desenho de alfabeto sentado
Levante um pé ligeiramente do chão.
Com o dedão do pé ele "desenha" as letras do
alfabeto no ar
Complete o alfabeto e depois mude para o pé
oposto.
Duração: 30 segundos

EXERCÍCIOS PARA PULSOS E MÃOS

Círculos de pulso
Estenda os braços à sua frente.
Gire os pulsos em movimentos circulares
suaves, primeiro no sentido horário e depois no
sentido anti-horário.
Duração: Execute 15 segundos em cada direção.

Toque com os dedos
Bata um dedo de cada vez no polegar, formando
um movimento suave.
Duração: Corra por 20 segundos.

O punho abre e fecha
Feche os punhos e abra-os para estender os
dedos.
Duração: repita por 30 segundos.

Alongamento dos flexores do punho
Estenda o braço direito com a palma da mão
voltada para baixo.
Usando a mão esquerda, pressione suavemente
os dedos para expandir o pulso.
Duração: Mantenha a posição por 15 segundos
e depois mude para a outra mão.

Alongamento extensor do punho

Estenda o braço direito com a palma voltada
para cima.

Pressione suavemente a mão esquerda nas
costas da mão para alongar o pulso.

Duração: Mantenha a posição por 15 segundos
e depois mude para a outra mão.

Capítulo quatro

Exercícios de ioga para melhorar a flexibilidade

Saudações ao Sol (Surya Namaskar)
Comece com uma série de Saudações ao Sol para aquecer todo o corpo. Esta sequência dinâmica envolve vários grupos musculares e promove flexibilidade na coluna, ombros e quadris. Flua através de cada postura com uma conexão consciente com a respiração, deixando-a guiar seus movimentos.

Cachorro voltado para baixo (Adho Mukha Svanasana)
Essa postura fundamental alonga toda a parte de trás do corpo, desde as panturrilhas até a coluna. Concentre-se em alongar a coluna, firmar os calcanhares e liberar a tensão nos ombros. Com prática consistente, você notará maior flexibilidade nos isquiotibiais e maior amplitude de movimento nos ombros.

Flexão para frente (Uttanasana)

Relaxe suavemente em Uttanasana para alongar os isquiotibiais, parte inferior das costas e coluna. Deixe seu corpo se render à gravidade, mantendo uma ligeira flexão dos joelhos, se necessário. Com o tempo, você descobrirá que sua flexibilidade aumenta à medida que aborda essa postura com uma sensação de entrega e abertura.

Posturas do Guerreiro (Virabhadrasana I e II)

Incorpora Warrior I e II para melhorar a flexibilidade nos quadris, coxas e virilhas. Essas posturas desenvolvem força e estabilidade, ao mesmo tempo que estimulam um alongamento profundo na parte inferior do corpo. Abrace a energia fortalecedora do guerreiro à medida que você gradualmente mergulha nessas posturas, sentindo a expansão de sua amplitude de movimento.

Postura do Pombo (Eka Pada Rajakapotasana)

Pigeon Pose concentra-se nos quadris, coxas e virilha, oferecendo um alongamento profundo que libera tensão e promove flexibilidade. Aborde esta postura com paciência e use

ferramentas se necessário, permitindo que seu
corpo se adapte e se abra gradualmente. A
chave é honrar a jornada única do seu corpo.

Inclinação para frente sentada (Paschimottanasana)

A flexão para frente sentada é uma postura
sentada que alonga toda a parte de trás do
corpo, especialmente a coluna e os isquiotibiais.
Mantenha a coluna alongada e envolva o núcleo
enquanto se inclina para a frente. A prática
consistente levará a uma maior flexibilidade na
cadeia posterior.

Postura da cara de vaca (Gomukhasana)

Esta posição sentada visa os ombros, peito e
quadris. Ao trabalhar para alinhar os joelhos e
empilhá-los um sobre o outro, você sentirá um
alongamento profundo nos quadris e ombros.
Aceite o desafio com determinação e confiança
na capacidade de evolução do seu corpo.

A importância da flexibilidade

A flexibilidade não é apenas um atributo físico; é uma porta para desbloquear o vasto potencial dos nossos corpos e mentes. Em busca de um eu mais flexível, embarcamos em uma jornada de capacitação e autodescoberta. Investigamos a profunda importância da flexibilidade e como ela transcende os limites do corpo, enriquecendo nossas vidas de maneiras que vão muito além do tapete de ioga.

Liberdade física e vitalidade

A flexibilidade é a pedra angular da liberdade física, garantindo-nos a capacidade de nos movermos com graça e facilidade. À medida que melhoramos a nossa amplitude de movimento, cultivamos a vitalidade, permitindo ao corpo navegar pelas exigências da vida diária com fluidez. Abrace a alegria do movimento ao abrir as portas para a liberação física.

Conexão mente-corpo

A busca pela flexibilidade é uma viagem pela intrincada dança entre corpo e mente. Cada alongamento, cada pose, torna-se uma conversa entre essas duas entidades, promovendo uma conexão profunda. Através da respiração e do movimento consciente, preenchemos a lacuna, criando harmonia e equilíbrio dentro de nós.

Resiliência emocional
A flexibilidade vai além do domínio físico, impactando nossa resiliência emocional. Quando aprendemos a nos adaptar e a fluir com as mudanças em nossas vidas, construímos um espírito resiliente. A capacidade de nos curvarmos sem quebrar, tanto física quanto emocionalmente, nos dá o poder de enfrentar desafios com uma atitude graciosa e serena.

Empoderamento através do desafio
A busca pela flexibilidade é uma jornada marcada por desafios e triunfos. Cada vez que nos aproximamos do limite da nossa zona de conforto, somos confrontados com a oportunidade de crescimento. Aceite o desafio, saboreando o poder que advém de ultrapassar limites e expandi-los, dentro e fora do tatame.

Redução do estresse e relaxamento
Um corpo flexível costuma ser um corpo mais relaxado. Liberar a tensão através do alongamento não só melhora o conforto físico,

mas também atua como um poderoso antídoto para o estresse. Ao incorporar práticas de flexibilidade em nossa rotina, criamos um santuário de calma, promovendo uma existência tranquila e agradável.

Melhor desempenho na vida diária

A flexibilidade não está reservada aos iogues no tatame; é um elemento-chave na arena da vida diária. Desde chegar a uma prateleira alta até curvar-se para amarrar os sapatos, um corpo flexível melhora a funcionalidade prática. Delicie-se com a capacitação que advém de navegar sem esforço nas tarefas diárias da vida.

Possibilidades infinitas

Um corpo e uma mente flexíveis abrem portas para infinitas possibilidades. Seja explorando novas atividades físicas, abraçando atividades criativas ou abordando desafios com uma nova perspectiva, a flexibilidade é o catalisador para desbloquear todo o nosso potencial. Abrace a emoção do desconhecido e a alegria das infinitas possibilidades.

EXERCÍCIOS CARDIOVASCULARES

Março sentado
Enquanto estiver sentado, levante os joelhos em um movimento de caminhada, concentrando-se em manter um ritmo constante.
Duração: 5 minutos.

Toques na ponta da cadeira
Bata os dedos dos pés no chão à sua frente, alternando os pés.
Aumente o seu ritmo para fortalecimento cardiovascular adicional.
Duração: 3-5 minutos.

Jumping Jack sentado
Simule o movimento dos braços e pernas dos polichinelos enquanto permanece sentado.
Duração: 3 minutos.

Joelhos altos sentado
Levante os joelhos em direção ao peito, um de cada vez.
Duração: 3-4 minutos.

Degraus laterais da cadeira

Levante os pés para o lado, alternando o pé
esquerdo com o direito.
Duração: 4 minutos.

Balanços de pernas sentados
Estenda uma perna de cada vez para o lado,
balançando-a suavemente para frente e para
trás. Duração: 3-4 minutos por perna.

Dance na cadeira
Mova os braços e a parte superior do corpo ao
ritmo da sua música favorita enquanto
permanece sentado.
Duração: 5 minutos.

Elevação do calcanhar sentado
Levante os calcanhares do chão e abaixe-os
novamente.
Duração: 3-4 minutos.

Cadeira de ciclismo
Imite o movimento de uma bicicleta sentado,
movendo as pernas como se estivesse pedalando
uma bicicleta. Duração: 5 minutos.

Torções sentadas

Gire o tronco de um lado para o outro enquanto mantém os pés firmemente no chão, contraindo o núcleo.
Duração: 4 minutos.

Círculos para apoios de braços de cadeiras
Estenda os braços para os lados e faça movimentos circulares.
Duração: 3-4 minutos.

Marcha de perna sentada e alongamento de braço
Para envolvimento de todo o corpo, combine a caminhada sentada com o desdobramento dos braços acima da cabeça.
Duração: 4-5 minutos.

Elevação do joelho da cadeira com elevação lateral do braço
Levante os joelhos em direção ao peito e simultaneamente levante os braços para os lados.
Duração: 4 minutos.

Pés rápidos sentado

Bata rapidamente os pés no chão, simulando uma marcha rápida. Aumente gradualmente a velocidade.
Duração: 3-4 minutos.

Socando a cadeira
Estenda os braços para a frente e dê um soco no ar à sua frente, alternando os braços. Duração: 4 minutos.

ROTINA DIÁRIA DE ALONGAMENTO

Aquecimento

Comece com um leve aquecimento para preparar o corpo para os exercícios de alongamento que o aguardam.

Exercícios cardiovasculares leves, como correr sem sair do lugar ou caminhar rapidamente por 5 minutos, aumentarão o fluxo sanguíneo e a flexibilidade.

Círculos de braços

Levante-se, estenda os braços para os lados e faça movimentos circulares.

Repita por 1 minuto, aumentando gradativamente o tamanho dos círculos.

Alongamento gato-vaca

Fique de quatro, arqueando e dobrando as costas alternadamente.

Execute este movimento por 2 minutos.

Balanços de perna

Mantendo-se em uma superfície estável, balance uma perna para frente e para trás.

Repita por 1 minuto em cada perna,

Alongamento do pescoço

Incline suavemente a cabeça para um lado, sentindo o alongamento no pescoço oposto.
Mantenha a posição por 30 segundos de cada lado, mantendo um ritmo lento e controlado.

Alongamento de ombro

Estenda um braço na frente do peito, puxando-o suavemente em direção ao corpo com a mão oposta.
Mantenha a posição por 30 segundos de cada lado.

Alongamento dos isquiotibiais

Sente-se no chão com uma perna estendida e a outra dobrada, esticando os braços em direção aos dedos dos pés.
Mantenha a posição por 45 segundos em cada perna, concentrando-se na respiração e no relaxamento.

Alongamento flexor do quadril

Ajoelhe-se sobre um joelho, enquanto a outra perna está dobrada em um ângulo de 90 graus.
Empurre suavemente os quadris para a frente, sentindo o alongamento dos flexores do quadril.

Mantenha a posição por 30 segundos de cada
lado.

Capítulo cinco

Ioga para artrite e saúde das articulações

Pescoço rolando enquanto está sentado
Sente-se confortavelmente com as costas retas.
Gire suavemente o pescoço em movimentos circulares, tornando a coluna cervical mais flexível.
Repita em ambas as direções, mantendo um ritmo lento e controlado.
Duração: 2 minutos

Círculos de pulso
Estenda os braços para a frente, formando punhos com as mãos.
Gire os pulsos em movimentos circulares, aliviando a tensão nos pulsos e antebraços.
Mude de direção após 30 segundos.
Duração: 1 minuto.

Alongamento gato-vaca sentado
Sente-se na beirada da cadeira com as mãos nos joelhos.

Inspire, arqueie as costas e levante o peito
(Vaca).
Expire, dobre as costas e leve o queixo ao peito
(Gato).
Repita em um movimento fluido, sincronizando
a respiração com o movimento.
Duração: 3 minutos.

Torção suave da cadeira
Sente-se com os pés apoiados no chão.
Inspire, alongue a coluna e gire suavemente
para o lado, segurando-se nas costas da cadeira.
Expire, volte ao centro e repita do outro lado.
Duração: 2 minutos.

Elevações de pernas sentadas
Sente-se com as costas retas, estenda uma perna
e levante-a alguns centímetros do chão.
Segure por um momento e depois abaixe-o.
Repita para cada perna.
Duração: 3 minutos.

Argolas para tornozelo
Levante um pé do chão e gire o tornozelo em
movimentos circulares.
Após 45 segundos, mude de direção e repita
com o outro pé.

Duração: 1,5 minutos.

Inclinação para frente sentada
Sente-se na beirada da cadeira com os pés
apoiados no chão.
Inspire, alongue a coluna e expire enquanto
dobra os quadris, alcançando os dedos dos pés.
Duração: mantenha a posição por 2 minutos.

Rolos de ombro
Sente-se confortavelmente com as costas retas.
Levante os ombros em direção às orelhas e
role-os para trás e para baixo em movimentos
circulares.
Após 45 segundos, mude de direção,
promovendo flexibilidade e aliviando a tensão
nos ombros.
Duração: 2 minutos.

Alongamento sentado do joelho ao peito
Sente-se com as costas retas e leve um joelho ao
peito, segurando-o com as duas mãos.
Segure por 1 minuto, sentindo um leve
alongamento na parte inferior das costas e nos
quadris.
Mude para a outra perna e repita para melhorar
o equilíbrio e a flexibilidade.

Duração: 2 minutos.

Abridor de lata
Sente-se com as costas retas, entrelace os dedos
atrás das costas e abra o peito.
Inspire profundamente, expanda o peito e expire
enquanto levanta suavemente os braços.
Duração: 2 minutos.

Ioga para controlar a dor crônica

Meditação de respiração profunda
Encontre uma posição confortável, feche os olhos e concentre-se em inspirar e expirar profundamente.
Pratique a respiração consciente por 3 minutos.

Círculos no pescoço
Sente-se com as costas retas e gire suavemente o pescoço em movimentos circulares.
Passe 1 minuto em cada direção.

Inclinação para frente sentada
Sente-se na beirada da cadeira, estenda as pernas e toque os dedos dos pés.
Duração: 2 minutos.

Posição infantil suportada
Ajoelhe-se sobre um travesseiro, estenda os braços para a frente e apoie a testa em outro travesseiro.
Duração: 3 minutos.

Alongamento suave de gato-vaca
Fique de quatro e ajoelhe-se, arqueie e curve as costas em um movimento fluido.

Duração: 3 minutos

Abertura do quadril sentado
Cruze um tornozelo sobre o joelho oposto e
pressione suavemente o joelho levantado.
Duração: Mantenha a posição por 1 minuto de
cada lado.

Posição do pombo na cadeira
Sente-se na beirada da cadeira, cruze um
tornozelo sobre o joelho oposto e incline-se
suavemente para a frente.
Duração: 2 minutos de cada lado.

Joelho supino no peito
Deite-se de costas, leve um joelho ao peito e
mantenha a posição por 1 minuto de cada lado.

Torção espinhal sentada
Sente-se com as costas retas, vire a cabeça para
o lado e segure-se no encosto da cadeira.
Duração: 2 minutos por perna.

Postura do cadáver (Savasana)
Deite-se de costas, feche os olhos e
concentre-se em respirações profundas e
relaxantes.

Duração: 3 minutos.

Ioga para mobilidade limitada

Inclinação do pescoço ao sentar

Sente-se confortavelmente, incline suavemente a cabeça para o lado e mantenha a posição por 15 segundos.
Repita do outro lado, incentivando a flexibilidade do pescoço e dos ombros.
Duração: 2 minutos.

Rolos de ombro

Sente-se com as costas retas e gire os ombros em movimentos circulares.
Passe 45 segundos em cada direção para aliviar a tensão e melhorar a mobilidade.
Duração: 2 minutos.

Braço sentado levanta

Estenda os braços para a frente, inspire e levante-os acima da cabeça.
Expire e abaixe-os novamente.
Duração: 2 minutos

Alongamento dos flexores do punho

Estenda um braço para a frente e puxe
suavemente os dedos para trás com a mão
oposta.
Duração: 2 minutos de cada lado.

Alongamento gato-vaca sentado
Sente-se na beirada da cadeira, curve as costas e
arqueie-as em um movimento fluido.
Duração: 2 minutos.

Torção espinhal sentada
Sente-se ereto, vire a cabeça para o lado e
segure a parte de trás do cabelo.
Duração: 2 minutos de cada lado.

Inclinação para frente sentada
Sente-se na beirada da cadeira, dobre os quadris
em direção à planta dos pés.
2 minutos do chão.
Duração: 2 minutos.

Perna da cadeira
Sente-se ereto, estenda uma perna para frente e
levante-a por alguns minutos em cada perna,
Duração: 2 minutos.

Argolas para tornozelo

Levante um pé do chão e gire o tornozelo em movimentos circulares.
Mude de direção após 30 segundos de cada lado.
Duração: 1 minuto.

Alongamento lateral suave sentado

Sente-se com as costas retas, levante um braço acima da cabeça e incline-se suavemente para o lado.
Mantenha a posição por 1 minuto de cada lado.
Duração: 2 minutos de cada lado

Meio lótus sentado

Cruze um tornozelo sobre o joelho oposto, pressionando suavemente o joelho levantado.
Duração: 2 minutos de cada lado.

Alongamento de borboleta sentada

Sente-se com as costas retas, junte as solas dos pés e empurre suavemente os joelhos em direção ao chão.
Duração: 2 minutos.

Ioga para perder peso

Aquecimento com respiração consciente
Sente-se ereto na cadeira, coloque as mãos nas pernas e feche os olhos.
Inspire profundamente pelo nariz, expandindo o abdômen, e expire lentamente pela boca.
Duração: 5 minutos.

Exercícios de alongamento do pescoço sentado
Incline suavemente a cabeça para um lado, sentindo o alongamento ao longo do pescoço. Mantenha a posição por 15 segundos e depois troque de lado. Repita 3 vezes de cada lado.
Duração: 3 minutos.

Alongamento gato-vaca na cadeira
Sente-se para a frente na cadeira, coloque as mãos nos joelhos e arqueie as costas enquanto inspira (vaca).
Expire e arredonde as costas (gato). Repita esse movimento fluido por 2 minutos, envolvendo seu núcleo.

Torção espinhal sentada

Sente-se de lado na cadeira, segure o encosto com as duas mãos e gire suavemente para trás. Mantenha a posição por 20 segundos e depois troque de lado.
Duração: 2 minutos de cada lado.

Postura da cadeira de montanha
Sente-se com as costas retas e os pés apoiados no chão.
Inspire, esticando os braços para cima e em direção ao céu.
Duração: 30 segundos.

Elevações de pernas sentadas
Sente-se na beirada da cadeira, estenda uma perna esticada e mantenha a posição por 10 segundos. Abaixe-o e mude de lado.
Duração: 5 minutos.

Agachamento na cadeira
Levante-se da cadeira, abaixe novamente o corpo e levante-se novamente.
Duração: 1 minuto.

Posição de guerreiro na cadeira
Fique atrás da cadeira, dê um passo para trás e dobre o joelho da frente.

Segure-se na cadeira para se apoiar.
Após 30 segundos, troque de perna.
Duração: 2 minutos.

Inclinação para frente sentada

Sente-se com as costas retas, inspire e, ao
expirar, flexione os quadris, estendendo a mão
em direção aos dedos dos pés.
Duração: 30 segundos.

Cardio na cadeira

Sente-se na cadeira e comece a marchar sentado
por 3 minutos.
Levante os joelhos vigorosamente para
aumentar a frequência cardíaca, promovendo
assim a queima de calorias.
Duração: 3 minutos.

Elevação lateral da perna sentada

Sente-se na beirada da cadeira, levante uma
perna para o lado e mantenha a posição por 15
segundos.
Abaixe-o e mude de lado.
Duração: 5 minutos.

TONIFICAR BRAÇOS E PARTE SUPERIOR DO CORPO

Círculos com os braços sentados

Sente-se ereto na cadeira, estique os braços para os lados e faça pequenos círculos com os braços. Execute 2 séries de 20 segundos no sentido horário e anti-horário.

Mergulho de tríceps na cadeira

Sente-se na beirada da cadeira, coloque as mãos nos quadris e levante o corpo do assento. Dobre os cotovelos e abaixe-se, depois levante-se novamente. Execute 2 séries de 10-12 mergulhos.

Pressão de ombro sentado

Segure uma garrafa de água ou pesos leves em cada mão. Sente-se ereto, estenda os braços na altura dos ombros e empurre para cima. Faça 2 séries de 12 repetições para fortalecer os ombros.

Curvatura de bíceps na cadeira

Segure os pesos em cada mão, com as palmas voltadas para frente. Sente-se ereto, dobre os

pesos em direção aos ombros e abaixe-os
novamente.
Complete 2 séries de 12 repetições para treinar
seu bíceps.

Alongamento do flexor do punho sentado

Estenda o braço direito para a frente, com a
palma voltada para baixo, e pressione
suavemente os dedos com a mão esquerda.
Mantenha a posição por 15 segundos, troque de
braço e repita para melhorar a flexibilidade do
pulso.

Abridor de latas de cadeira

Sente-se com as costas retas, junte as mãos atrás
das costas e abra o peito.
Levante ligeiramente os braços para um
alongamento suave.
Mantenha a posição por 20 segundos e repita
duas vezes para melhorar a flexibilidade do
peito e dos ombros.

Elevação lateral do braço sentado

Segure os pesos em cada mão e mantenha os
braços ao lado do corpo.
Levante ambos os braços até a altura dos
ombros e abaixe-os novamente.

Complete 2 séries de 15 repetições para atingir os deltóides laterais.

Rotação do pulso da cadeira

Estenda os braços à sua frente, gire os pulsos no sentido horário por 20 segundos e depois no sentido anti-horário por mais 20 segundos.

Pulldown lateral sentado

Prenda um elástico nas costas da cadeira.
Segure a faixa com as duas mãos e puxe-a para baixo, em direção ao peito.
Execute 2 séries de 12 repetições para envolver os dorsais.

Alongamento de tríceps na cadeira

Desça pelas costas com a mão direita e segure o cotovelo direito com a mão esquerda.
Mantenha a posição por 20 segundos, troque de braço e repita para alongar o tríceps.

Encolher os ombros enquanto está sentado

Levante ambos os ombros em direção às orelhas, mantenha a posição por um momento e depois abaixe-os.
Execute 2 séries de 15 repetições para liberar a tensão nos ombros.

Flexões na cadeira

Coloque as mãos nos braços da cadeira, mova os pés para trás e abaixe o peito em direção à cadeira.

Empurre para cima novamente para completar uma repetição.

O objetivo é fazer 2 séries de 10-12 repetições.

Prancha de antebraço sentado

Sente-se na beirada da cadeira, coloque as mãos no assento e leve os pés para trás, criando uma linha reta da cabeça aos calcanhares.

Segure por 30 segundos para envolver seu núcleo, braços e ombros.

Fileiras de cadeiras verticais

Segure os pesos em cada mão, com as palmas voltadas para o corpo.

Levante os pesos em direção ao peito, mantendo os cotovelos mais altos que os antebraços.

Complete 2 séries de 12 repetições para treinar as armadilhas superiores e os ombros.

Alongamento de braço sentado

Estenda o braço direito sobre o peito,
empurrando-o suavemente em sua direção com
a mão esquerda.
Segure por 20 segundos, troque de braço e
repita para liberar a tensão nos ombros e na
parte superior das costas.

TÉCNICAS DE RESPIRAÇÃO PARA RELAXAMENTO

Respiração diafragmática (respiração abdominal profunda)

Comece encontrando uma posição confortável sentada ou reclinada. Inspire profundamente pelo nariz, deixando o diafragma se expandir totalmente. Sinta seu abdômen subir enquanto você enche os pulmões de ar.
Expire lenta e completamente pela boca, percebendo a contração suave do diafragma.

Respiração 4-7-8 (Respiração Relaxante)

A técnica de respiração 4-7-8 é simples, mas incrivelmente eficaz. Inspire silenciosamente pelo nariz enquanto conta mentalmente até quatro. Prenda a respiração e conte até sete. Expire completamente pela boca e conte até oito.

Respiração alternada pelas narinas (Nadi Shodhana)

Sente-se confortavelmente com a coluna reta. Usando o polegar direito, feche a narina direita e inspire profundamente pela narina esquerda.

No auge da inspiração, feche a narina esquerda
com o dedo anular direito e expire pela narina
direita. Inspire pela narina direita, feche-a e
expire pela narina esquerda.

Respiração em caixa (respiração quadrada)
A respiração em caixa é uma técnica estruturada
que segue um padrão de quatro fases, cada fase
durando uma contagem igual. Inspire contando
até quatro, prenda a respiração contando até
quatro, expire contando até quatro e depois faça
uma pausa por mais quatro contagens antes de
iniciar o ciclo novamente.

Respiração guiada por imagem
Combine o poder da visualização com a
respiração intencional. Feche os olhos e
imagine uma cena ou lugar tranquilo que lhe
traga alegria. Inspire lenta e profundamente,
imaginando a inspiração como uma atração de
energia positiva. Ao expirar, visualize a
liberação da tensão e da negatividade. A
respiração guiada por imagens é uma mistura
harmoniosa de atenção plena e relaxamento,
proporcionando uma fuga mental do estresse.

Respiração do Oceano (Respiração Ujjayi)

A respiração Ujjayi, muitas vezes chamada de "respiração oceânica", envolve contrair levemente a parte posterior da garganta enquanto você inspira e expira pelo nariz. O som resultante lembra as ondas rítmicas do oceano.

Respiração Ressonante (Respiração Coerente)

A respiração ressonante envolve respirar a uma taxa de aproximadamente cinco respirações por minuto, criando uma frequência ressonante que se alinha com os ritmos naturais do corpo. Inspire contando até cinco e expire contando até cinco.

Capítulo seis

Plano semanal de ioga em cadeira

Dia 1 : Aquecimento suave e atenção à
flexibilidade
5 minutos de consciência respiratória sentada
Comece com uma respiração cuidadosa para
acalmar a mente e preparar o corpo para a
atividade.
Exercícios de alongamento de pescoço e
ombros sentado em 10 minutos
Alongamento gato-vaca na cadeira (5 min)
Inclinação para frente sentada (7 minutos)

Dia 2: Força e estabilidade
Agachamento na cadeira por 10 minutos
Elevação de perna sentada em 7 minutos
Mergulho de tríceps em cadeira de 8 minutos
Flexões de cadeira de 5 minutos

Dia 3: Equilíbrio e estabilidade central
Sentado do joelho ao peito (8 minutos)
Enquanto estiver sentado, leve os joelhos até o
peito para melhorar o equilíbrio e a
flexibilidade.

Postura do guerreiro da cadeira (10 minutos)
Torções centrais sentadas de 7 minutos
Fileiras verticais de cadeiras (5 minutos)

Dia 4: Relaxamento e redução do estresse
Meditação sentada de 10 minutos
Pescoço rola na cadeira por 5 minutos
Abridor de latas com cadeira em 7 minutos
Exercício de respiração profunda de 8 minutos

Dia 5: Fluxo de corpo inteiro
Saudação ao Sol na cadeira por 15 minutos
Cardio em cadeira de 10 minutos
Elevação lateral da perna sentada em 7 minutos
Rotação do pulso na cadeira em 5 minutos

Dia 6: Mobilidade e flexibilidade conjunta
Tornozelo sentado em 5 minutos
Círculos de quadril sentado por 8 minutos
Posição Sunbird na cadeira por 10 minutos
Encolher os ombros sentado em 7 minutos

Dia 7: Descanso e recuperação
Rotina de alongamento suave sentado (20 minutos)

Execute uma série de exercícios suaves de
alongamento enquanto estiver sentado para
melhorar o relaxamento geral e a cura.
Exercício de respiração consciente (10 minutos)

ROTINA CORPORAL DIÁRIA COMPLETA DE 10 MINUTOS

Respirações poderosas enquanto está sentado
Sente-se com as costas retas, feche os olhos e respire fundo.
Inspire profundamente pelo nariz, expandindo o peito, e expire com força pela boca.
Concentre-se em respirações energizantes para iniciar sua rotina.
Duração: 1 minuto.

Círculos de pescoço com escopo
Mova suavemente o pescoço para a direita por 30 segundos e depois mude para a esquerda.
Adicione um movimento energizante em direção ao céu com cada círculo para despertar a parte superior do corpo.
Duração: 1 minuto.

Torções dinâmicas enquanto está sentado
Sente-se na cadeira, gire o tronco para a direita e depois para a esquerda, contraindo os músculos centrais.
Mantenha o movimento rápido, inspirando ao girar e expirando ao soltar.

Duração: 1 minuto.

Flexões para frente sentadas explosivas

Sente-se com as costas retas, inspire e dobre os quadris de forma explosiva, impulsionando-se para frente com energia.

Expire ao retornar à posição ereta. Sinta o dinamismo nos isquiotibiais e na região lombar.

Duração: 1 minuto.

Saltos laterais sentados

Levante os braços e salte ligeiramente para a direita e depois para a esquerda, contraindo o tronco.

Mantenha um ritmo acelerado para aumentar a frequência cardíaca e energizar o corpo.

Duração: 1 minuto.

Flexões oblíquas sentadas

Sente-se confortavelmente, levante os joelhos e coloque o cotovelo direito no joelho esquerdo e depois troque de lado.

Mantenha um fluxo rítmico ao treinar seus oblíquos.

Duração: 1 minuto.

Balanços de pernas sentados

Sente-se na beirada da cadeira e mova as pernas
para frente e para trás de forma dinâmica.
Envolva seu núcleo para aumentar a
estabilidade e sinta a energia fluindo pela parte
inferior do corpo.
Duração: 1 minuto.

Chutes altos sentados

Sente-se na beirada da cadeira e mova as pernas
de forma alternada e vigorosa.
Mova os braços de maneira coordenada para
aumentar a energia.
Sinta a queimação na parte inferior do corpo.
Duração: 1 minuto.

Agachamento com salto sentado

Levante-se da cadeira, pousando suavemente na
posição agachada. Retorne rapidamente à
posição sentada e repita. Este exercício envolve
toda a parte inferior do corpo.
Duração: 1 minuto.

Alongamento de força sentado

Sente-se com as costas retas, inspire e estique
os braços acima da cabeça, em direção ao céu.
Contraia o seu núcleo e sinta o alongamento
revigorante por todo o corpo.

Duração: 1 minuto.

Esfriando e relaxando
Conclua com respirações lentas e controladas,
permitindo que a frequência cardíaca volte
gradualmente ao normal.

EXERCÍCIOS DIÁRIOS DE 15 MINUTOS

Consciência de respirar sentado

Comece sentando-se confortavelmente, fechando os olhos e respirando fundo e uniformemente. Inspire pelo nariz, expanda o abdômen e expire pela boca.
Duração: 2 minutos.

Alongamentos de pescoço e ombros

Incline suavemente a cabeça para a direita até sentir um alongamento no lado esquerdo do pescoço. Segure por 15 segundos e repita no lado esquerdo. Continue girando os ombros, movendo-os para frente e depois para trás.
Duração: 2 minutos.

Alongamento gato-vaca sentado

Sente-se para a frente na cadeira, com as mãos nos joelhos, e arqueie as costas ao inspirar (vaca). Expire e arqueie as costas (gato). Repita esse movimento fluido por 2 minutos, sincronizando com sua respiração.
Duração: 2 minutos.

Inclinação para frente sentada

Sente-se ereto, inspire e expire com uma
dobradiça nos quadris, alcançando os dedos dos
pés. Segure por 30 segundos e sinta o
alongamento nos isquiotibiais e na região
lombar.
Duração: 2 minutos.

Alongamentos laterais sentados
Inspire e levante os braços acima da cabeça e,
em seguida, incline-se lentamente para o lado
até sentir um alongamento ao longo do corpo.
Segure por 20 segundos e repita do outro lado.
Duração: 2 minutos.

Torção sentada
Gire o tronco para a direita, usando o encosto da
cadeira como apoio. Segure por 30 segundos e
repita no lado esquerdo.
Duração: 2 minutos.

Elevações de pernas sentadas
Sente-se perto da beirada da cadeira e levante
uma perna de cada vez, apertando o núcleo.
Segure cada levantamento de perna por 20
segundos e depois alterne.
Duração: 2 minutos.

Sente-se com os joelhos encostados no peito

Traga um joelho até o peito e mantenha a posição por 30 segundos. Troque as pernas e repita, concentrando-se na parte inferior do abdômen.
Duração: 2 minutos.

Elevação lateral da perna sentada

Levante uma perna para o lado e segure-a por 20 segundos. Abaixe-o e troque de lado, concentrando-se na parte externa das coxas.
Duração: 2 minutos.

Postura da montanha sentada

Sente-se ereto, com os pés apoiados no chão. Inspire, levantando os braços e esticando-os em direção ao céu. Mantenha a posição por 30 segundos enquanto ativa os músculos abdominais.
Duração: 2 minutos.

EXERCÍCIO MANHÃ ENERGIZANTE

Saltos dinâmicos sentados

Comece sentado e depois fique em pé, esticando os braços acima da cabeça. Sente-se rapidamente, repetindo o movimento para um início energizante.
Duração: 2 minutos.

Joelhos altos sentado

Sente-se na beirada da cadeira e levante os joelhos o máximo possível, alternando rapidamente. Envolva seu núcleo e mova os braços para obter um impulso extra de energia.
Duração: 2 minutos.

Jumping Jack sentado

Enquanto estiver sentado, estenda as pernas para os lados e coloque os braços acima da cabeça e depois para baixo. Acelere o movimento para uma versão sentada de polichinelos.
Duração: 3 minutos.

Torções do tronco com golpes sentados Gire o tronco de um lado para o outro, golpeando o corpo com energia. Alterne os lados e mantenha

o movimento rápido para aumentar a frequência
cardíaca.
Duração: 2 minutos.

Balanços de pernas sentados
Sente-se na cadeira e mova as pernas para frente
e para trás, apertando os flexores do quadril.
Faça isso no seu próprio ritmo.
Duração: 2 minutos.

Trituração de bicicleta sentada
Incline-se ligeiramente para trás, levante as
pernas e imite o movimento de uma bicicleta.
Incorpore torções centrais, trazendo o cotovelo
oposto até o joelho para um treino intenso.
Duração: 3 minutos.

Escaladores sentados
Com as mãos no assento, leve rapidamente os
joelhos em direção ao peito. Mantenha um
ritmo acelerado para envolver seu núcleo e
aumentar sua energia.
Duração: 2 minutos.

Saltos poderosos sentados

Ele salta explosivamente da cadeira, aterrissando suavemente. Volte à posição sentada e repita.
Duração: 2 minutos.

Burpees sentados
Levante-se da cadeira, dê um salto rápido e depois volte à posição sentada.
Duração: 3 minutos.

O velocista sentado começa
Sente-se para a frente na cadeira, incline-se ligeiramente para a frente e simule a largada de um velocista. Pernas alternadas para um treino de pernas emocionante no seu próprio ritmo.
Duração: 2 minutos.

Legal
Termine com respirações profundas lentas e controladas, permitindo que a frequência cardíaca retorne gradualmente ao normal. Expresse gratidão pela energia adquirida e traga essa vibração positiva para o seu dia.
Duração: 1 minuto.

ROTINA DE TREINO NOTURNO EM CADEIRA PARA IDOSOS

Sentado Respiração de Energia
Sente-se ereto, inspire profundamente pelo nariz, expandindo o peito, e expire com força pelos lábios franzidos. Repita por dois minutos, sentindo a energia revigorante a cada respiração.
Duração: 2 minutos.

Toques nos ombros sentados
Sente-se para a frente na cadeira, toque os ombros alternadamente com as mãos. Envolva seu núcleo para estabilidade e mantenha movimentos rápidos para despertar a parte superior do corpo.
Duração: 2 minutos.

Círculos de tronco sentado
Sente-se confortavelmente, estenda os braços para os lados e desenhe círculos no ar com o tronco. No sentido horário por um minuto e depois no sentido anti-horário durante o minuto seguinte.
Duração: 2 minutos.

Chutes altos sentados

Sente-se na beirada da cadeira, estenda uma
perna de cada vez, chutando-a suavemente para
frente. Mova os braços de maneira coordenada
para obter mais energia. Pernas alternadas para
um treino eficaz da parte inferior do corpo.
Duração: 3 minutos.

Mãos de jazz sentadas

Estenda os braços para os lados e abra e feche
rapidamente os dedos, como se estivesse
tocando jazz.
Duração: 2 minutos.

Balanços de pernas sentados

Sente-se na cadeira e mova as pernas para frente
e para trás de forma dinâmica. Envolva seu
núcleo e acelere o ritmo para um treino de
pernas animado.
Duração: 2 minutos.

Torção e alongamento sentado

Gire o tronco para um lado, estendendo a mão
oposta em direção ao encosto da cadeira.
Alterne rapidamente os lados para ativar o
núcleo e alongar a coluna.

Duração: 3 minutos.

Jumping Jack sentado
Enquanto estiver sentado, simule o movimento
do polichinelo estendendo os braços e as pernas
para fora.
Duração: 2 minutos.

Março sentado
Levante os joelhos alternadamente, imitando
um movimento de caminhada. Mova os braços e
mantenha um ritmo acelerado para melhorar a
atividade cardiovascular.
Duração: 2 minutos.

Respirações poderosas enquanto está sentado
Sente-se ereto, inspire profundamente pelo nariz
e expire com força. Coordene sua respiração
com movimentos vigorosos dos braços para
promover maior fluxo de oxigênio.
Duração: 2 minutos.

Esfriando e relaxando
Conclua com respirações lentas e profundas,
passando gradualmente para um estado de
relaxamento.
Duração: 1 minuto.

Capítulo sete

PREOCUPAÇÕES E SOLUÇÕES COMUNS

A ioga na cadeira é uma prática excelente para adultos mais velhos, proporcionando uma maneira suave, mas eficaz, de manter a flexibilidade, a força e o bem-estar geral. No entanto, algumas preocupações comuns podem surgir. Este guia aborda essas preocupações e oferece respostas práticas para uma prática segura e agradável de yoga na cadeira.

Mobilidade limitada

Adapte as posturas de ioga na cadeira a diferentes níveis de mobilidade.

Preocupação: estabilidade e equilíbrio

Use posições sentadas que forneçam apoio na cadeira. Para melhorar a estabilidade geral, concentre-se no fortalecimento dos músculos centrais. Use a cadeira como auxiliar de equilíbrio durante as posturas em pé e escolha uma cadeira firme com apoios de braços para suporte extra.

Preocupação: Dor nas articulações
Faça movimentos suaves para evitar forçar as articulações.

Preocupação: Resistência limitada
Comece com práticas curtas de ioga em cadeira e aumente progressivamente a duração à medida que sua resistência aumenta. Concentre-se em técnicas de respiração para aumentar a resistência e fazer ajustes com base nos níveis de energia pessoais.

Preocupação: dificuldades respiratórias
Comece a incorporar gradualmente exercícios respiratórios, enfatizando respirações lentas e controladas. Certifique-se de que os idosos respirem confortavelmente durante as posturas e modifique os exercícios se ficarem com falta de ar. Incentive a respiração diafragmática para relaxamento.

Preocupação: Falta de flexibilidade
Comece com posições de alongamento suaves e avance para posições mais avançadas à medida

que sua flexibilidade melhora. Enfatiza a importância da consistência e da paciência para alcançar maior flexibilidade ao longo do tempo.

PRATIQUE IOGA NA CADEIRA COM SEGURANÇA PARA OS IDOSOS

Embarcar em uma jornada de ioga na cadeira para idosos é uma maneira maravilhosa de nutrir suavemente o seu bem-estar. Exploramos diretrizes personalizadas para garantir que sua prática não seja apenas segura, mas também adaptada às suas necessidades e conforto exclusivos:

Comece com a consciência da respiração relaxante
Comece nossa ioga na cadeira com um momento de silêncio. Feche os olhos e respire lenta e profundamente. Inspire pelo nariz, expire pela boca, sentindo a conexão calmante entre a respiração e os movimentos.

Escolha sua cadeira de apoio
A cadeira é sua companheira nessa jornada. Escolha um estável, sem rodas, de preferência com costas retas e sem braços. Isso garante seu conforto e segurança durante a prática de yoga.

Encontre sua posição sentada confortável

Sente-se na borda frontal da cadeira, com os pés apoiados no chão e afastados na largura do quadril. Esta posição de assento proporciona uma base estável e permite-lhe mover-se livremente.

Nutra seu pescoço com exercícios suaves de alongamento

Vamos mostrar um pouco de amor aos músculos do pescoço. Incline suavemente a cabeça de um lado para o outro, evitando movimentos bruscos. Segure cada alongamento por um momento, saboreando a sensação relaxante.

Saboreie o fluxo da vaca-gato sentada

Experimente conosco o delicioso alongamento gato-vaca sentado. Arqueie as costas ao inspirar e arredonde-as ao expirar. Deixe-se levar pela respiração, cultivando a flexibilidade e liberando qualquer tensão.

Mergulhe com cuidado nas curvas para frente sentadas

Introduza curvas para a frente sentadas, dobre os quadris com as costas retas. Relaxe e, se necessário, apoie os antebraços nas coxas. O objetivo é conforto e relaxamento.

Abrace torções suaves sentadas

Desfrute de torções enquanto está sentado, usando as costas da cadeira como apoio. Envolva seu núcleo, mova-se no seu próprio ritmo e saboreie o delicioso alongamento. Trata-se de melhorar a mobilidade com um sorriso.

Fortaleça com elevações de pernas sentadas

É hora de um pouco de amor nas pernas! Levante uma perna de cada vez, envolvendo os músculos abdominais. Este movimento simples faz maravilhas para o equilíbrio e a força.

Aos poucos assuma as posturas

Vamos dar um passo de cada vez. Não há pressa. Deixe-se abraçar gradualmente o fluxo e o ritmo da nossa cadeira de yoga. Sua jornada é exclusivamente sua.

Mantenha-se ativo dentro e fora da cadeira de yoga

Manter-se ativo não é apenas uma rotina; é um estilo de vida que inclui a prática suave da ioga na cadeira e o comprometimento além do tatame.

Movimentos na cadeira

Chair yoga é a base de sua rotina ativa. Use movimentos suaves da cadeira para melhorar a flexibilidade, promover a mobilidade articular e estimular a circulação. Incorpore exercícios como elevação das pernas sentadas, alongamentos laterais e torções suaves para manter um corpo flexível.

Técnicas de respiração consciente

Incorpore a respiração consciente em sua prática de ioga na cadeira. Explore exercícios de respiração profunda que não apenas promovem o relaxamento, mas também melhoram a capacidade pulmonar e oxigenam o corpo. Respirar conscientemente melhora o foco e a tranquilidade, tornando sua prática de yoga mais gratificante.

Progressão gradual

Comemore o progresso em sua jornada de yoga na cadeira. Gradualmente, introduza novas posturas e movimentos, certificando-se de que cada transição esteja alinhada com o seu nível de conforto. Esta abordagem gradual minimiza o risco de lesões, ao mesmo tempo que lhe permite experimentar a alegria da melhoria contínua.

Movimentos funcionais diários

Amplie seu envolvimento ativo além do exercício formal. Incorpore movimentos funcionais inspirados em posturas de ioga na cadeira em sua rotina diária. Use a força adquirida com a ioga na cadeira para melhorar atividades como alcançar objetos, curvar-se e levantar-se da posição sentada.

Atividades de movimento ao ar livre

Explore atividades ao ar livre que complementem a ioga na cadeira. Caminhadas tranquilas em um parque, tai chi na natureza ou até mesmo meditação sentada na serenidade de um jardim podem enriquecer seu bem-estar físico e mental. A natureza se torna uma extensão do seu estilo de vida ativo.

Incorpore treinamento de força

Incorpore exercícios de treinamento de força baseados em cadeira em seu regime. Use faixas de resistência ou pesos pequenos para um desafio adicional. Fortalecer os músculos ajuda a melhorar a estabilidade, o equilíbrio e a resiliência física geral.

Equilíbrio melhorado

Preste atenção específica aos exercícios que melhoram o equilíbrio. Fique em pé com apoio, segure-se em uma superfície sólida e pratique posições simples de equilíbrio. Isto melhora a propriocepção e reduz o risco de quedas, inspirando confiança nos seus movimentos.

Mantenha-se hidratado e nutrido

Mantenha-se hidratado e garanta uma dieta bem balanceada para apoiar seu estilo de vida ativo. A nutrição adequada alimenta seu corpo, auxilia na recuperação e fornece energia necessária tanto para a prática de yoga na cadeira quanto para as atividades diárias.

DICAS PARA NUTRIÇÃO SAUDÁVEL PARA IDOSOS

Mantenha-se hidratado

A hidratação adequada é essencial para a lubrificação das articulações e o desempenho físico ideal.

Durante as sessões de ioga na cadeira, mantenha sempre uma garrafa de água à mão e tome pequenos goles entre as posturas para se manter hidratado.

Priorize alimentos ricos em nutrientes

Alimentos ricos em nutrientes contêm vitaminas e minerais essenciais que melhoram o bem-estar geral.

Crie um prato colorido combinando diversas frutas e vegetais, com o objetivo de servir pelo menos três cores diferentes de frutas e vegetais por refeição.

Macronutrientes balanceados

Uma dieta equilibrada com carboidratos, proteínas e gorduras saudáveis é essencial para a energia a longo prazo.

Para manter seus níveis de energia estáveis, experimente lanches balanceados, como fatias de maçã com manteiga de amêndoa ou iogurte grego com uma pitada de nozes.

Otimize sua ingestão de proteínas

A proteína é essencial para a saúde muscular, especialmente quando se pratica ioga na cadeira.

Inclua fontes de proteína magra, como peixes, aves, lentilhas ou tofu, em suas refeições para ajudar na recuperação e força muscular.

Escolha grãos integrais

Os grãos integrais fornecem energia a longo prazo e nutrientes essenciais.

Para melhorar sua ingestão nutricional, substitua os grãos refinados por grãos integrais, como quinoa, arroz integral ou pão integral.

Abrace gorduras saudáveis

Abacates e amêndoas fornecem gorduras saudáveis que apoiam a saúde das articulações e a função cognitiva.

Polvilhe sua salada com um punhado de nozes ou fatias de abacate para obter sua dose diária de gorduras saudáveis para o coração.

Controle consciente de porções

Prestar atenção às proporções das porções ajudará a manter um peso saudável e a evitar excessos.

Use pratos menores para enganar visualmente sua mente, fazendo-a sentir-se saciada, mesmo com menos porções, incentivando hábitos alimentares conscientes.

Aumentar cálcio e vitamina D

O cálcio e a vitamina D são essenciais para a saúde óssea, especialmente à medida que envelhecemos.

Para um lanche, experimente um parfait de iogurte com frutas vermelhas para obter cálcio do iogurte e vitamina D das frutas expostas à luz solar.

Limitar açúcares adicionados

Muito açúcar adicionado pode causar inflamação e comprometer sua saúde geral. Alterne lanches açucarados com moderação com produtos naturalmente doces, como frutas frescas ou secas.

Exploração nutricional personalizada As necessidades dietéticas individuais variam, portanto adapte suas escolhas de acordo.

Mantenha um diário alimentar para monitorar como os diferentes alimentos fazem você se sentir, para que possa fazer escolhas mais informadas que beneficiem sua saúde geral.

CONCLUSÃO

CELEBRE O PROGRESSO E O BEM-ESTAR

À medida que completamos esta fascinante jornada de yoga na cadeira e bem-estar geral, vamos reservar um momento para reconhecer cada um de seus incríveis sucessos. Este livro foi criado com o objetivo de capacitar, inspirar e guiar você em uma jornada de autodescoberta e vitalidade. Agora, comemoramos suas vitórias, por menores que sejam, e reconhecemos o poder transformador que a cadeira yoga trouxe para sua vida.

Abrace sua jornada

Desde a primeira respiração concentrada até os alongamentos revitalizantes, você iniciou sua jornada de autocuidado. Cada posição sentada e cada movimento concentrado melhoram a sua força, flexibilidade e resiliência interior. Você não está apenas fazendo ioga na cadeira; você está criando uma vida cheia de bem-estar.

Nutrir por dentro

Lembre-se dos tons brilhantes de suas refeições ricas em nutrientes, dos goles de água que o energizaram e das escolhas deliberadas que você fez para nutrir seu corpo. Você aceitou o conhecimento de que o bem-estar começa com o que você coloca no prato e entende que cada mordida nutritiva é uma expressão de amor próprio.

Harmonia mente-corpo

Você criou uma conexão profunda entre sua mente e seu corpo por meio do fluxo suave de cada postura, da conexão consciente com a respiração e da paz da meditação. Esta harmonia é o seu santuário, um lugar onde a tensão desaparece e a paz reina. Valorize esta união, pois ela se transforma em uma fonte de poder eterno.

Progresso, não perfeição

Comemore seu progresso, lembrando que esse caminho é uma questão de crescimento, não de perfeição. Cada ajuste, cada ajuste demonstra sua dedicação ao bem-estar pessoal. Encontre a motivação para continuar nestes tempos de progresso, lembrando que a jornada para o

bem-estar é uma dança sem fim e em constante
mudança.

Gratidão pelo autocuidado

Agradeça a si mesmo por priorizar seu
autocuidado. Você dedicou tempo e energia à
sua saúde em todas as sessões. Esse ato de amor
próprio fica evidente não apenas no seu vigor
físico, mas também na maneira como você lida
com os problemas da vida com força e graça.

Seu legado de bem-estar

Considere isto um ponto de partida para
continuar a celebrar a sua jornada de bem-estar,
e não um fim. Ao aplicar os conceitos da
cadeira yoga à sua vida diária, você se torna
uma fonte de inspiração para todos ao seu redor.
O seu bem-estar é mais do que apenas uma
experiência pessoal; deixa um legado de saúde e
poder.

Recursos adicionais e aprendizagem contínua

Sessões on-line de ioga em cadeira

Procure plataformas que oferecem sessões de cadeira de ioga ministradas por instrutores experientes. Esses workshops oferecem sessões guiadas nas quais você pode participar no conforto da sua casa.

DVDs e livros de cadeira de yoga

Procure DVDs e livros sobre ioga em cadeira. Esses sites geralmente incluem instruções detalhadas, rotinas diferentes e dicas úteis para ajudá-lo a praticar.

Centros comunitários locais e programas para idosos

Procure sessões de cadeira de ioga na comunidade local, centro de idosos ou centro de saúde. Esses locais oferecem a oportunidade de praticar em um ambiente comunitário de apoio.

Canais do YouTube

Instrutores de ioga e profissionais de bem-estar costumam postar sessões de ioga em cadeira no

YouTube. Explore diferentes canais seniores
para ter certeza de selecionar um estilo que você
gosta.

Aplicações de bem-estar
Baixe aplicativos que oferecem exercícios de
ioga em cadeira. Esses aplicativos geralmente
incluem treinos personalizados, monitoramento
de progresso e lembretes para ajudá-lo a manter
a consistência.

Presidir oficinas e retiros de ioga
Participe de workshops ou retiros de cadeira de
ioga, pessoalmente ou online. Esses eventos
oferecem experiências imersivas que ajudam
você a melhorar sua compreensão e prática.

Junte-se a comunidades online
Participe de fóruns de cadeira de ioga para
idosos. Conecte-se com pessoas que pensam
como você, compartilhe suas experiências e
aprenda dicas essenciais em uma comunidade
amigável.

Saiba mais sobre bem-estar holístico
Explore livros e artigos sobre bem-estar
holístico, como nutrição, atenção plena e saúde

mental. Uma abordagem abrangente ao bem-estar aumenta os benefícios da ioga na cadeira.